Dieta Mediterránea

Recetas rápidas y fáciles para perder peso y poner en marcha un estilo de vida de dieta mediterránea

(La guía definitiva de la dieta mediterránea)

Eusebio-Manuel Montes

TABLA DE CONTENIDOS

Introducción

La dieta juega un papel esencial en el mantenimiento de la salud. Existe una correlación entre las cualidades nutricionales de determinados alimentos y la prevención y tratamiento de numerosas enfermedades. Los estudios epidemiológicos muestran cómo muchos hábitos alimentarios inciden en la aparición de numerosas enfermedades degenerativas y cuánto se correlaciona la acción de los radicales libres con patologías como algunas formas de cáncer así como artritis, cataratas, retinosis pigmentaria, y otras patologías oculares y patologías del sistema cardiocirculatorio. En los últimos años, una rápida expansión de algunos sectores científicos y especialmente de la cantidad de evidencia epidemiológica obtenida en población general ayudó a esclarecer el papel de la dieta en la prevención y control de la morbimortalidad temprana causada por enfermedades no transmisibles (ENT).

Además, hemos llegado a la identificación de algunos de los componentes específicos de la dieta, que contribuyen a aumentar la probabilidad de desarrollar este tipo de enfermedades, y de las intervenciones a implementar en un solo individuo para modificar su acción. En la última década, la industrialización, la urbanización, el desarrollo económico y la globalización de los mercados han determinado un nuevo proceso de aceleración de los rápidos cambios en la alimentación y el estilo de vida. Esto está teniendo un impacto significativo en el estado nutricional y de salud de la población, especialmente en los países en desarrollo y en transición. A pesar de la mejora en los niveles de vida, la expansión y diversificación de la disponibilidad de alimentos, el aumento en el acceso a los servicios, se han producido repercusiones negativas, en términos de adquisición de patrones alimentarios inadecuados, reducción de la actividad física, aumento del tabaquismo y, en consecuencia, especialmente en las poblaciones pobres, un aumento correspondiente de enfermedades crónicas vinculadas a la dieta.

Los alimentos y los productos alimenticios ahora se producen y comercializan en un mercado que se ha expandido de una escala principalmente local a una escala cada vez más global. Los patrones dietéticos reflejan cambios en la economía alimentaria global, como un aumento en el consumo de dietas hipercalóricas con un alto contenido en lípidos, una mayor presencia de ácidos grasos saturados y un bajo contenido en carbohidratos complejos. Hidratos de Carbono Estos modelos están asociados a una disminución del consumo de energía como consecuencia del sedentarismo, que se ve facilitado por los medios de transporte motorizados, los dispositivos que reducen las tareas del hogar y la eliminación paulatina de las tareas manuales que requieren actividad física en el lugar de trabajo. Debido a estos cambios en los patrones de alimentación y comportamiento, las enfermedades crónicas no transmisibles se están convirtiendo cada vez más en causas importantes de discapacidad y muerte prematura tanto en los países en desarrollo como en los desarrollados. causando una carga adicional en los presupuestos nacionales de salud ya sobrecargados. El papel de la dieta en la definición de la expresión de la susceptibilidad genética a las enfermedades no transmisibles, la necesidad de una colaboración responsable y creativa con interlocutores tradicionales y no tradicionales, y la importancia de tener en cuenta todo el curso de la vida, son conceptos que han encontró reconocimiento aquí.

La idea de que la dieta representa el principal determinante modificable de las enfermedades crónicas está ganando terreno, gracias también al creciente apoyo, proporcionado por datos científicos, al concepto de que sus modificaciones inducen importantes efectos, tanto positivos como negativos, sobre la salud a lo largo de la vida. Las adaptaciones en la dieta no solo pueden afectar la salud actual, sino que también actúan para determinar si una persona desarrollará o no enfermedades como el cáncer, las enfermedades cardiovasculares o la diabetes con el tiempo. Sin embargo, estos conceptos no han provocado hasta ahora cambios en las decisiones estratégicas o en la práctica. En varios países en desarrollo, las políticas alimentarias continúan priorizando la desnutrición a expensas de la prevención de enfermedades crónicas.

La dieta, la nutrición y la actividad física juegan un papel crucial en la prevención de enfermedades crónicas, lo que debe ser reconocido por las intervenciones de toma de decisiones y las estrategias de política para obtener resultados óptimos. Quienes comen saludablemente disfrutan de una buena salud, previniendo enfermedades relacionadas tanto con los malos hábitos alimentarios como con el uso de alimentos poco saludables. La alimentación, junto con el agua y el aire, es una de las variables que influyen de manera decisiva en el delicado equilibrio de nuestro organismo. Nuestro cuerpo está formado por miles de millones de células, que cada día para vivir y realizar sus funciones necesitan nutrientes indispensables, los cuales deben obtener de los alimentos. En ausencia o carencia de estos nutrientes, nuestro organismo realiza con dificultad sus múltiples funciones, hasta que se altera su precario equilibrio, y un mal hábito alimentario puede derivar en enfermedades. Para combinar salud y buena alimentación hay que recordar que comer sano significa preferir productos no tratados pero también frutas y verduras de temporada. Los productos de temporada son más sabrosos porque una fruta madurada en el momento adecuado tiene un sabor y un aroma que una maduración en invernadero nunca podrá igualar: además, ningún sistema de forzado puede asegurar el grado adecuado de madurez y desarrollo natural. que son los requisitos previos fundamentales para salvaguardar el valor nutritivo de un alimento. Sin embargo, con frecuencia se dirige al consumidor a comprar frutas y verduras.

Gracias a los invernaderos y otros sistemas de cultivo, la agricultura convencional nos ha acostumbrado a una gran variedad de frutas y verduras independiente de la producción estacional. Sin embargo, es importante tener en cuenta que seguir una dieta variada e inestable durante todo el año no es saludable. en unos pocos productos nos permite ofrecer a nuestro cuerpo una gama ciertamente más amplia de elementos nutricionales: tal vez de esta manera renunciemos a la abundancia de productos a los que estamos   acostumbrados   pero

ciertamente, elige calidad.

Hacer Elecciones De Proteínas Más Sanas

La proteína cumple una variedad de funciones esenciales en el cuerpo humano, elevando así su importancia general. Cada individuo debe consumir una cantidad suficiente de proteínas para vivir un estilo de vida más saludable. La proteína no solo es increíblemente útil para el crecimiento y reparación muscular, sino que también es extremadamente esencial para la creación de hormonas y enzimas.

Además, ayuda a mantener la piel, el cabello y varios órganos internos.

Teniendo en cuenta el hecho de que la proteína es un activo esencial para todos los seres humanos, su ingesta, durante la dieta cetogénica, sigue siendo moderada. Mucha gente asume que su ingesta de proteínas tiene que ser tremendamente baja durante la cetosis, pero eso es incorrecto. Sin una ingesta adecuada de proteínas, se sentirá agotado y sus niveles de energía permanecerán bajos. Por lo tanto, se recomienda que cada persona que inicia en la dieta cetogénica debe incluir 2 ,2 o 2 ,7 gramos de proteína en su dieta. Para algunas personas, una ingesta de hasta 2 gramos también está bien; sin embargo, no más de 2 g de ingesta de proteínas es lo ideal para la cetosis.

Aquellos que se adhieren a la dieta cetogénica por razones terapéuticas pueden verse obligados a restringir su ingesta de proteínas a 2 gramo. Sin embargo, un nutricionista es la mejor persona para determinar las porciones de proteínas. Dado que la cantidad consumida depende en gran medida del peso corporal, es crucial determinar la cantidad consumida bajo supervisión médica. ¡Esto garantizará un estilo de vida más saludable!

Capítulo 1: Una Descripción Detallada De La Cetosis

Por lo general, nuestros cuerpos obtienen energía del azúcar. Después de digerir una comida, el azúcar en la sangre aumenta y se secreta insulina. La insulina le dice a sus células que tomen el azúcar. Puedes pensar en la insulina como una señal o como una llave que abre una puerta. Una vez que las células absorben el azúcar, pueden procesarlo para obtener energía y su azúcar en la sangre desciende a niveles de fondo.

A medida que envejecemos y ganamos peso, nuestras células se vuelven resistentes a la insulina. Esto significa que son menos sensibles a la hormona insulina, por lo que no consumirán tanta azúcar. El nivel de azúcar en la sangre del cuerpo se eleva, causando una multitud de problemas de salud. Los niveles altos de azúcar en la sangre pueden dañar los vasos sanguíneos y, si no se tratan, pueden provocar insuficiencia renal, ceguera, enfermedades cardíacas, derrames cerebrales y otras complicaciones, como la disfunción eréctil.

Al principio, es probable que no haya ningún síntoma, y solo notará que aumenta de peso cada año. Tal vez se sienta un poco más fatigado y, si continúa empeorando, podría encontrarse bebiendo más agua.

A medida que se desarrolla la resistencia a la insulina, el cuerpo trata de compensar liberando más insulina. Esto establece un ciclo mortal. Con el tiempo, se necesita producir más y más insulina para mantenerse al día.

Para evitar el ciclo mortal, podemos confiar en cambio en el metabolismo de las grasas. Resulta que el azúcar no es el único combustible con el que puede correr el cuerpo. Cuando estás ayunando o tu cuerpo tiene poca azúcar, el cuerpo puede producir combustible de otra fuente quemando grasas para obtener energía. Este proceso se llama cetosis.

Los científicos se refieren a estas tres moléculas como acetoacetato, beta-hidroxibutirato y acetona. ¡No te preocupes si eso te dio un dolor de cabeza momentáneo! No necesita conocer los nombres reales de las moléculas para comprender la cetosis. Todo lo que necesita saber es que el cuerpo puede utilizar estas tres cetonas para obtener energía en lugar de azúcar. Cuando se encuentran cetonas en la sangre, se dice que el cuerpo está en un estado de cetosis .

Bajo condiciones específicas, el hígado convierte la grasa en cetonas. Cuando el hígado produce cetonas, ingresan al torrente sanguíneo y se distribuyen por todo el cuerpo, donde las células las utilizan como combustible.

Es importante tener en cuenta que el exceso de proteína inhibirá el proceso. Esto se debe a que el cuerpo puede producir glucosa a partir de proteínas, y lo hará cuando el azúcar real sea escaso. Comer en exceso a menudo es una razón por la que las personas "chocan contra una pared" cuando intentan dietas bajas en carbohidratos como la Paleo o Atkins. Se comen demasiada proteína y terminan mantener sus niveles de azúcar en la sangre, y no llegan a acceder cetosis. El resultado es que son incapaces de perder peso.

Por lo tanto, tenga en cuenta esta regla: consuma proteínas adecuadas, pero solo coma proteínas con moderación.

La pregunta que tenemos ante nosotros es cómo inducir la cetosis en el cuerpo.

Esto se logra mediante la reducción de la ingesta de azúcar. La forma incómoda de hacerlo es pasar por un período de ayuno. Cuando no estás comiendo nada, tampoco estás comiendo carbohidratos, y entrarás en cetosis. Algunas personas incorporan el ayuno en su programa de dieta cetogénica, y esa puede ser una opción para usted. Sin embargo, no es necesario, y aún puedes lograr los mismos resultados sin matarte de hambre.

¿Yo como? Al consumir una dieta con niveles moderados de proteínas, niveles muy bajos de carbohidratos y niveles altos de grasas, el cuerpo entra en estado de cetosis de forma natural.

Si bien no tiene que hacerlo, muchas personas están interesadas en saber si están en cetosis. Usted puede comprar y medidor de mano y descubrirlo. El medidor informará el nivel de cetonas en su sangre. Las cetonas se miden en unidades de mmol/L. Se recomienda que su nivel de cetona esté en el rango de 2

.10 -6 .0 mmol/L. Este es el rango "óptimo" que le ayudará a alcanzar sus objetivos de pérdida de peso. Si su nivel de cetonas está por debajo de este rango, entonces debe observar más de cerca su dieta. Primero, asegúrate de que no estés comiendo demasiadas proteínas. Si ese no es el culpable, entonces mire los carbohidratos totales y vea si puede reducirlos.

Ensalada de garbanzos y calabacines

Ingredientes:

- ¼ taza de pimiento rojo, picado

- 2 cucharada de romero, picado

- 4 tazas de calabacín, cortado en cubos

- sal y pimienta, al gusto

- 1/2 taza de vinagre balsámico

- 1/2 taza de hojas de albahaca, picadas

- 2 cucharada de alcaparras, escurridas y picadas

- 1 taza de queso feta, desmenuzado

- 2 lata de garbanzos, escurridos

- 2 diente de ajo, picado

- 1 taza de aceitunas Kalamata, picadas

- 2 /6 taza de aceite de oliva

- 1 taza de cebolla dulce, picada

- 1 tsp orégano

- 2 pizca de hojuelas de pimiento rojo, trituradas

Instrucciones:

1. En una ensaladera grande, mezcle las verduras y cúbralas bien.

2. Sirva esto a temperatura ambiente.

3. Pero para obtener mejores resultados, ponga la ensaladera en el refrigerador para enfriarla durante un par de horas antes de servirla, para permitir que los sabores se combinen.

Rinde Alrededor De 2 Cucharadas

Ingrediente

- 2 cucharadita de cilantro molido

- 2 cucharadita de comino molido

- 1/2 de cucharadita de pimienta recién molida

- 4 cucharaditas de pimienta de Jamaica molida

- 2 cucharadita de canela molida

- 2 cucharadita de clavo molido

Preparación

1. Combine los ingredientes y guárdelos
    en un frasco pequeño con tapa
    hermética en un lugar fresco y seco,
    protegido de la luz.

Tomates Pollo Balsámico

Ingredientes:

2 8 .10 oz de tomates en lata

2 cebolla

5   libras de pechugas de pollo

Pimienta sal

1 taza de vinagre balsámico

4 cucharaditas de condimento italiano

1 taza de caldo de pollo

1 cucharadita de ajo en polvo

Direcciones:

1. Tomates, escurridos y cortados en cubitos, cebolla, en rodajas.

2. Pechugas de pollo, sin piel y deshuesadas.

3. Coloque el pollo en la olla de cocción lenta.

4. Mezcle el condimento italiano, el ajo en polvo, la pimienta y la sal.

5. Espolvorea sobre el pollo.

6. Vierta los ingredientes restantes sobre el pollo.

7. Tape Crockpot y cocine a fuego lento durante aproximadamente 5-10 horas.

8. Sirve y disfruta.

Estofado De Ternera Sabroso

6 zanahorias medianas

4 libras de carne de res para estofado

8 tazas de caldo de res

2 cebolla pequeña

2 cucharadita de salsa Worcestershire

2 cucharadita de pimentón

2 cucharadita de pimienta

2 1 cucharadita de sal

4 cucharadas de ajo picado

2 cucharada de aceite de oliva

8 palitos de apio medianos

1. Palitos de apio, zanahorias, en rodajas.

2. Cebolla picada.

3. Caliente el aceite de oliva en una sartén a fuego medio.

4. Sazone la carne con pimienta y sal y colóquela en la sartén caliente con la cebolla y el ajo y cocine hasta que la carne esté ligeramente dorada por todos lados.

5. Transfiera la mezcla de carne a la olla de cocción lenta junto con los

40

ingredientes restantes y revuelva bien.

6. Tape y cocine a fuego lento durante 5-10 horas.

7. Revuelva bien y sirva.

Verduras Mediterráneas

Ingredientes:

1/2 de taza de nueces picadas.

Queso feta desmenuzado.

Pimienta recién molida al gusto.

4 cucharadas de vinagre balsámico.

4 dientes de ajo fresco finamente picados.

8 cucharadas de aceite de oliva virgen extra.

2 cucharada de agua.

1 cucharadita de orégano seco triturado.

12 tazas de verduras mixtas frescas variadas

2 cebolla roja pequeña cortada en rodajas finas.

40 tomates cherry cortados por la mitad.

1/2 de taza de arándanos secos.

Direcciones:

1. Saque una ensaladera grande y combine las nueces, las verduras, los tomates, la cebolla y los arándanos. Mezcle suavemente.

2. Para el aderezo, combine el agua, el vinagre, el orégano, el aceite de oliva y el ajo. Mezclar bien los ingredientes.

3. Verter sobre la ensalada y mezclar ligeramente.

4. Si lo prefiere, añada queso feta como guarnición.

5. Añadir pimienta al gusto.

Ensalada De Pasta Y Camarones

Ingredientes

1 taza de pimientos rojos asados en cubitos

1/2 taza de perejil fresco picado

1/2 taza de albahaca fresca picada

8 cebolletas, recortadas y rebanadas

1/2 libra de queso feta, desmenuzado

Sal y pimienta recién molida a gusto

Aceite de oliva extra virgen para lloviznar

1 libra de fettuccine de trigo integral

25 a 30 camarones grandes precocidos

20 a 25   aceitunas negras sin hueso, cortadas por la mitad

12 tomates cherry, cortados por la mitad

Preparación

1. Llenar una olla grande con agua y calentarla hasta que hierva, añadir la pasta y cocinarla hasta que esté al dente.

2. Cuando esté listo, escurra bien la pasta y pásela a un gran tazón para servir.

3. Añade a la pasta los camarones cocidos, las aceitunas, los tomates, los pimientos, el perejil, la albahaca, las cebolletas y el queso feta.

4. Lanza para mezclar. Salpimentar y rociar con aceite de oliva para humedecer ligeramente la pasta; servir.

Bruschetta Con Tomates

Ingredientes

- Sal marina

- Pimienta

- aceite de oliva

- Vinagre balsámico

- 20 rebanadas ciabatte 8 dientes de ajo

- 2 manojo de albahaca

- 8 tomates

49

Preparación

1. Escaldar los tomates brevemente, pelarlos, quitarles el corazón y cortarlos en cubos pequeños.

2. Marinar con el ajo picado, la albahaca picada, el vinagre balsámico y el aceite de oliva.

3. Sazone al gusto con sal marina y pimienta del molinillo.

4. Colar todo durante aproximadamente 2 hora y luego escurrir en un colador.

5. Rociar las rebanadas de pan con un poco de aceite de oliva y tostar a 250 ° C en el horno precalentado.

6. Extienda la mezcla de tomate sobre la bruschetta tibia y sirva inmediatamente.

Quiche De Espinacas, Champiñones Y Queso Feta Sin Corteza

Ingredientes:

- 1 taza de leche

- 4 huevos grandes batidos

- 4 cuchadas de parmesano rallado

- 2 oz. de queso feta

- 1/2 taza de mozzarella rallado

- Sal y pimienta al gusto

- 8 oz. de champiñones blancos picados

- 10 oz. de espinacas ● 2 diente de ajo picado

Preparación:

1. Precalentar el horno a 450 F. Exprimir y remover el exceso de líquido de las espinacas.

2. Colocar una sartén antiadherente a fuego medio y rociarla con aceite para cocinar.

3. Saltear los champiñones con el ajo hasta que se cocinen por completo y estén tiernos.

4. Engrasar un molde para tartas rociándolo con aceite.

5. Colocar la espinaca en el molde creando una base y luego cubrir con los champiñones salteados.

6. Colocar los trozos de queso feta.

7. Mezclar el parmesano, la leche y los huevos batidos.

8. Sazonar con sal y pimienta y batir la mezcla.

9. Verter la mezcla en el molde. Esparcir el mozzarella rallado por encima.

10. Colocar el molde sobre una bandeja para hornear y llevar al horno hasta que esté dorado.

11. Cortar y servir.

Ensalada Con Pepinos Y Black-Eyed Peas

Ingredientes

- 4 cucharaditas de orégano fresco, picado 1 cucharadita de orégano seco

- 1/2 taza de pimiento rojo cortado en cubitos

- Pimienta recién molida al gusto

- 2 .8 onzas de guisantes caritas frescos bien enjuagados

- 8 tazas de pepino fresco, cortado en cubitos y pelado Instrucciones

- 4 cucharadas de aceituna negra picada

- 6 cucharadas de aceite virgen extra

- 1/2 de taza de cebolla roja, en rodajas

- 4 cucharadas de jugo de limón recién exprimido

- 1 taza de queso feta, desmoronado

1. En un tazón grande, bata el orégano, la pimienta, el jugo de limón y el

aceite hasta que estén bien combinados.

2. Agregue los guisantes de carilla, el queso feta, las cebollas, el pepino, las aceitunas y el pimiento y luego mezcle bien para cubrir.

Una versión ligera de carbonara con calabacín.

INGREDIENTES:

6 cucharadas de caldo de verduras

4 cucharadas de leche entera

4 cucharadas de aceite de oliva

Sal y queso pecorino

650 gr de pasta de sémola 600 gr de calabacín

4 huevos

2 diente de ajo

PREPARACIÓN

1. Cortar 600 g de calabacines en pequeños cubos.

2. Freír un diente de ajo en una sartén con 4 cucharadas de aceite, quitar el ajo y dorar los calabacines; salarlos y cocinarlos añadiendo 5-10 cucharadas de caldo.

3. Cocinar 600 g de linguine o espaguetis medianos; mezclar en un bol grande 4 huevos enteros con 4

cucharadas de leche y un puñado de queso pecorino.

4. Escurra la pasta al dente, viértala en la sartén de los calabacines y déjela aromatizar por unos momentos, luego pásela al bol con los huevos, agregándola poco a poco y revolviéndola.

5. Pimienta y sirve inmediatamente.

Tortitas De Trigo Sarraceno Con

Crema De Coco

INGREDIENTES

- 1/2   de cucharadita de bicarbonato de sodio

- 1/2   de cucharadita de sal

- Un huevo

- 1/2   de taza de crema de coco

- ½   de taza de leche de almendras 1 de taza de harina de trigo sarraceno

- Una cucharadita de polvo de hornear

- o leche entera

- Una cucharadita de vainilla

- Dos cucharaditas de jarabe de arce

- Cuatro cucharaditas de aceite de oliva
  virgen extra

Instrucciones De Cocción

1. En un bol, combinar los ingredientes secos.

2. En un plato aparte, bata los ingredientes húmedos.

3. Combinar los componentes secos y húmedos.

4. Mezclar suavemente con una cuchara.

5. Cocinar las tortitas en aceite de oliva en una sartén

6. Una vez que surjan burbujas en la tortita, darle la vuelta.

7. Añade una cucharada de yogur y una cucharada de jarabe de arce por encima.

Pasta De Atún

Ingredientes:

- Pizca de pimienta negra molida

- Un cuarto de taza de pimiento, picados

- Un cuarto de taza de cebolla, picada

- 2 ciruela fresca, para servir

- 2 taza de pasta integral cocida, de cualquier forma

- 6 onzas de atún blanco, de lata, escurrido

- 2 1 cucharada de mayonesa ligera

Indicaciones:

1. Exceptuando la ciruela, combine todos los ingredientes.

2. Servir con la ciruela.

Galletas De Desayuno

Ingredientes

- 6 bananas medianas maduras, trituradas

- ¼ cucharadita de sal

- 2 .10 cucharaditas de canela molida

- 6 tazas de avena rápida

- ½ taza de arándanos secos o pasas

- 2 taza de nueces picadas, como almendras, nueces o pistachos

- 5-10 taza de mantequilla de maní cremosa

69

- 1 taza de miel

- 2 .10 cucharaditas de extracto de vainilla

Preparación

1. Encienda su horno a 450 grados Fahrenheit. Pon papel pergamino en tu bandeja para hornear.

2. En un tazón grande, combina la mantequilla de maní, miel, extracto de vainilla, puré de bananas, sal y canela.

3. Agrega tus arándanos y nueces y avena e incorpórelos bien juntos.

4. Luego, saca aproximadamente 1/2 de taza de galletas y colócalas en la bandeja para hornear.

5. Intenta aplanar las galletas y deja suficiente espacio entre cada una.

6. Hornea las galletas durante 25 a 30 minutos hasta que estén doradas y suaves en el medio.

7. Una vez que las galletas estén listas, sácalas del horno y déjelas reposar

durante 10 a 15   minutos antes de colocarlas en una rejilla para enfriar.

Tazón De Quinoa Para El Desayuno

Ingrediente

Dos tazas de quinoa

Una taza de arándanos frescos

Una taza de leche de coco sin azúcar

dos tazas de agua

dos cucharadas Almendras

Dos cucharadas de miel cucharadita de pistacho

Preparación

73

Mezcle la leche de coco y el agua en una cacerola y revuelva bien la mezcla.

Pon la quinoa en la olla y tápala.

Cocine la mezcla durante 10 minutos a fuego medio.

Lave cuidadosamente los arándanos y agréguelos a la quinoa. Remuévelo con cuidado y continúa cocinándolo.

Pon los pistachos y las almendras en un bol y tritúralos.

Espolvoree las nueces trituradas sobre la quinua y cocine todo por tres minutos más.

Agregue la miel y revuelva con cuidado la mezcla hasta que la miel se disuelva por completo. Mueva a los tazones para servir y disfrute.

¡Disfrutar!

Ensalada Nicoise

Ingredientes

2 lata de atún escurrido y desmenuzado

1/2   taza de aceitunas kalamata picadas

2   pinta de tomates cherry partidos por la mitad

2   libra de judías verdes,reducido a la mitad

4 libras de papas Yukon Gold partidas a la mitad 2 cucharada de mostaza dijon

6 cucharada de vinagre de vino tinto2 chalota picada

1/2 taza de aceite de oliva

2 cucharada picadatomillo fresco

4 cucharada de alcaparras enjuagadas y escurridas

Instrucciones

1. Hierva las papas en una olla grande a fuego alto, luego reduzca el fuego y cocine a fuego lento, tapado, durante 1-5 minutos.

2. Agregue las judías verdes y cocine por 5-10 minutos más; escurrir y enjuagar con agua fría.

3. En una licuadora, combine la mostaza con el vinagre, luego vierta lentamente el aceite para emulsionar.

4. Agregue la chalota y el tomillo y haga puré.

5. Mezcle la mitad de la vinagreta con papas y frijoles en un tazón grande, luego agregue las alcaparras, el atún y 6 cucharadas más de vinagreta.

6. Sirva cubierto con aceitunas, tomates y rociado con el restoVinagreta.

Ensalada Caliente Mediterránea

INGREDIENTES

80 ml de jugo de limón

1/2 taza de aceite de oliva 2 cucharadita de orégano 2 diente de ajo

400 g de pierna de cerdo

trozos de cebolla morada 2 manojo de rúcula

unidades de tomate

1 taza de aceitunas negras Aceite de oliva al gusto

Vinagre balsámico al gusto Copos de parmesano al gusto

escabeche

Método De Preparación

1. Para hacer la marinada, coloque todos los ingredientes en un frasco de vidrio con tapa y agite enérgicamente, hasta que todos los ingredientes estén bien mezclados, reserve.

2. Cortar el jamón en lonchas finas y sazonar con la marinada.

3. Déjalo reposar unas horas.

4. Cuanto más tiempo se remoja el jamón en la marinada, más sabroso se vuelve.

5. pelar la cebollay cortarlo en pétalos, reservar.

6. Retire el hueso de las aceitunas y corte el tomate en cubos medianos.

7. Retire el jamón de la marinada y elimine el exceso de humedad con una toalla de papel.

8. Calentar una sartén, dorar ligeramente el jamón y reservar.

9. En la misma sartén, añadimos un poco de aceite y sofreímos la cebolla, cuando estén transparentes, añadimos las aceitunas, damos la vuelta al jamón y removemos unos instantes.

10. En un recipiente hondo, mezcle la rúcula y el tomate con el jamón y la cebolla, sazone con el balsámico, revuelva bien y agregue las virutas de parmesano.

11.   Servir inmediatamente.